Ernst Probst

Margarete Mitscherlich - Deutschlands renommierteste Psychoanalytikerin

Der GRIN Verlag publiziert seit 1998 wissenschaftliche Arbeiten von Studenten, Hochschullehrern und anderen Akademikern als eBook und gedrucktes Buch. Die Verlagswebsite www.grin.com ist die ideale Plattform zur Veröffentlichung von Hausarbeiten, Abschlussarbeiten, wissenschaftlichen Aufsätzen, Dissertationen und Fachbüchern.

Ernst Probst

Margarete Mitscherlich - Deutschlands renommierteste Psychoanalytikerin

GRIN Verlag

Die Deutsche Bibliothek verzeichnet diese Publikation in der Deutschen Nationalbibliografie; detaillierte bibliografische Daten sind im Internet über http://dnb.d-nb.de/ abrufbar.

1. Auflage 2013
Copyright © 2013 GRIN Verlag GmbH
http://www.grin.com
Druck und Bindung: Books on Demand GmbH, Norderstedt Germany
ISBN 978-3-656-40150-6

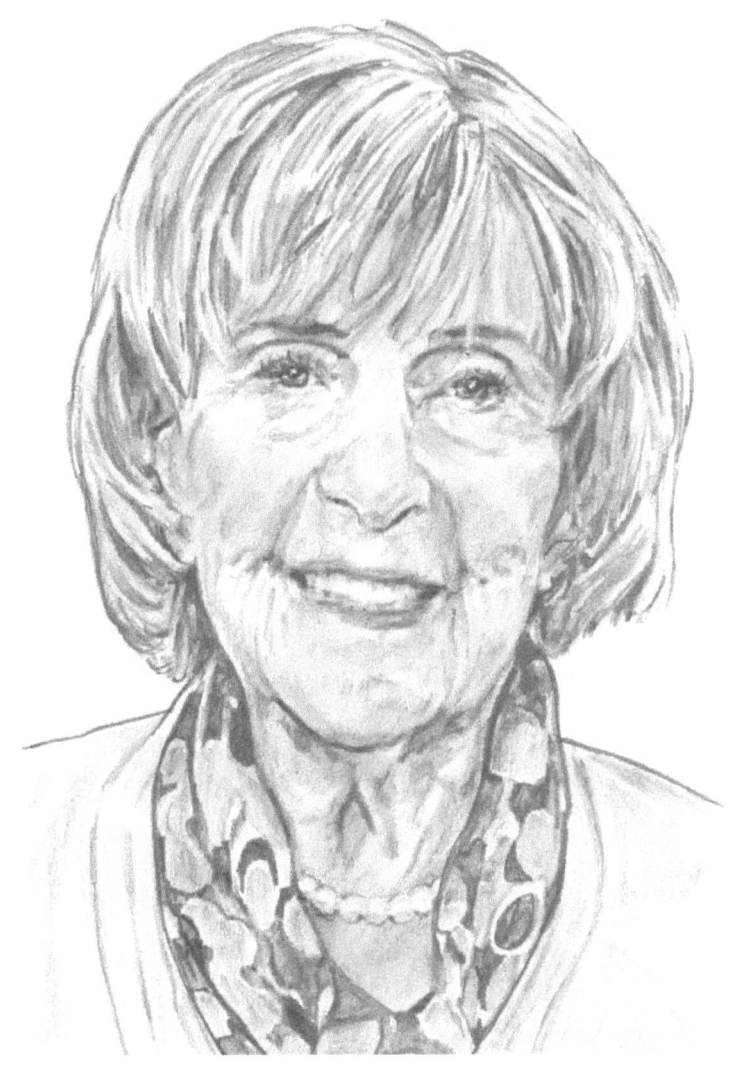

Margarete Mitscherlich (1917–2012)
Zeichnung von Talitha Wittich
Portraitzeichnung-deutschlandweit
http://www.portrait-deutschland.de

Margarete Mitscherlich

Deutschlands renommierteste Psychoanalytikerin

Meiner lieben Ehefrau Doris
gewidmet

Margarete Mitscherlich

Deutschlands renommierteste Psychoanalytikerin

Eine der bedeutendsten Psychoanalytikerinnen Deutschlands war die aus Dänemark stammende Ärztin und Autorin Dr. med. Margarete Mitscherlich-Nielsen (1917–2012), geborene Nielsen. Ihr Interesse an der Psychoanalyse ist durch ihren Mann Alexander Mitscherlich (1908–1982) aktiviert worden. Sie tat sich auch als Kämpferin für Frauenrechte und Vordenkerin der Studentenbewegung hervor.

Margarete Nielsen kam am 17. Juli 1917 als Tochter eines dänischen Arztes und einer deutschen Lehrerin in Gravenstein (Gråsten) zur Welt. Ihr Geburtsort gehörte ab 1920 zu Dänemark, hatte aber eine starke deutsche Minderheit. Der Vater von Margarete war ein nationalbewusster, aber durchaus toleranter Däne und hatte aus seiner ersten Ehe drei Kinder, die von seiner zweiten Frau unterrichtet wurden.

Die Mutter wurde von Margarete später als die ruhigste, nachdenklichste und überlegenste Persönlichkeit in ihrer Familie geschildert. Andererseits habe ihre Mutter eine übertriebene Angst vor Sexualität gehabt. Margarete habe ihrer Mutter beichten müssen, wenn sie eine Neigung zur Onanie gezeigt hätte.

Als Kind war Margarete eine begeisterte Deutsche. Sie liebte die deutsche Literatur und behauptete als Zwölfjährige allen Ernstes, sie habe sämtliche Dramen des deutschen

Dichters Friedrich von Schiller (1759 –1805) gelesen und verstanden. Ihre Geschwister lachten sie deswegen aus. Wenn sie die deutsche Nationalhymne „Deutschland, Deutschland über alles ...“ hörte, liefen ihr Tränen über das Gesicht. Die Machtergreifung der Nationalsozialisten am 30. Januar 1933 erlebte sie mit 15 Jahren.

Margarete wollte auf eine deutsche Schule und diesen Wunsch hat man ihr erfüllt. 1937 absolvierte sie in Flensburg (Schleswig) ihr Abitur. Danach studierte sie zuerst Deutsch und Geschichte, später Medizin in München und Heidelberg. 1944 machte sie in Heidelberg ihr Staatsexamen.

Als Studentin verachtete Margarete Nielsen das „Nazi“-System. Sie war aber – laut eigenem Eingeständnis – nicht „mutig genug zum Widerstand im Dritten Reich“. Während des Zweiten Weltkrieges (1939–1945) hörte sie – wie ihre Mutter und ihre Freunde – den britischen Rund-funksender „BBC“, wobei ihr wegen der Nachrichten über Übeltaten der „Nazis“ bald der „Stolz auf das eigene Volk“ verging.

Als sie vorübergehend in der Schweiz arbeitete, lernte Margarete Nielsen 1947 den verheirateten deutschen Arzt, Psychoanalytiker und Sozialpsychologen Alexander Mit-scherlich kennen und die Beiden verliebten sich ineinander. Angeblich dachte die hübsche, langhaarige Margarete keine Sekunde darüber nach, dass der große, schlanke, saubere und appetitliche Alexander bereits zum zweiten Mal verheiratet war und schon fünf Kinder hatte. Seine erste Ehefrau war die Ärztin Melitta Mitscherlich, geborene Behr (1906–1992), gewesen, seine zweite Ehefrau hieß Georgia Weidemann.

Margarete Nielsen erlebte mit Alexander Mitscherlich den ersten „One-Night-Stand“, wie sie später freimütig bei

einem Interview mit dem Magazin „Stern" bekannte. Alexander war ihre erste große Liebe. Vorher hatte sie nur eine einzige ernsthafte und keusche Liebschaft mit einem Verehrer, der von einem Krokodil im Nil angegriffen und getötet wurde und den sie nie vergaß.

Aus der Verbindung von Margarete Nielsen und Alexander Mitscherlich ging am 25. Januar 1949 in Konstanz unehelich der Sohn Matthias hervor. Margarete und Alexander dachten nach der Geburt von Matthias nicht daran, zusammenzuleben und zu heiraten. Beide hielten sich viel im Ausland auf und Margarete wollte ihre Ausbildung vervollkommnen. Deswegen vertraute Margarete ihren Sohn ihrer Mutter in Dänemark an, wo sie ihn dort besser versorgt als bei ihr selbst wähnte. „Das war natürlich etwas schwierig", gestand sie später. Sich von einem zweijährigen Kind zu trennen, sei schon sehr schmerzhaft. Sie sei aber wirklich davon überzeugt gewesen, dass es ihrem Sohn in Dänemark besser gehen würde als in ihrem nomadenhaften Leben.

Alexander Mitscherlich, der laut „Süddeutscher Zeitung" nie eine ordentliche analytische Ausbildung absolviert hatte und entsprechend schlecht als Analytiker war, weckte das Interesse von Margarete Nielsen an der Psychoanalyse. 1950 promovierte Margarete in Tübingen zum „Doktor der Medizin". In den 1950-er Jahren erfolgte in Heidelberg, Stuttgart und London ihre psychoanalytische Ausbildung.

Ab 1951 arbeitete Margarete Nielsen zusammen mit Alexander Mitscherlich an der psychosomatischen Klinik in Heidelberg, die von ihrem Lebensgefährten geleitet wurde. Zu der Zeit, in der sie in Heidelberg angestellt wurde, meinten viele Professoren, Psychoanalyse sei ein Gebiet, das man nicht ernst nehmen könne.

1954 wirkte Margarete Nielsen ein halbes Jahr lang in London, das damals ebenso wie New York City als „Weltstadt der Psychoanalyse" galt. In der britischen Hauptstadt absolvierte sie eine psychoanalytische Ausbildung bei dem aus Ungarn stammenden Psychoanalytiker Michael Balint (1896–1970). Ihr Schüler Christian Schneider meinte, sie habe die Psychoanalyse nach Deutschland zurückimportiert.

Alexander Mitscherlich und Margarete Nielsen heirateten 1955. Alexander wagte somit seine dritte und letzte Ehe. Zu jener Zeit untersuchten sie gemeinsam den Massenwahn während des „Dritten Reiches" (1933–1945). 1960 gehörte Margarete zu den Gründern des „Sigmund-Freud-Instituts" in Frankfurt am Main.

1967 zog das Ehepaar Mitscherlich nach Frankfurt am Main. Dort lehrte Margarete Mitscherlich am „Sigmund-Freud-Institut". Ebenso wie ihr Mann Alexander betätigte auch sie sich in der Lehranalyse.

Das Forscher-Ehepaar Alexander und Margarete Mitscherlich verfasste gemeinsam das Buch „Die Unfähigkeit zu trauern. Grundlagen kollektiven Verhaltens" (1967). Darin ging es um die Frage, wie schlecht die Deutschen mit dem Erbe der Hitler-Zeit zurechtkamen. In diesem Werk fragten die beiden Autoren, ob der Mensch nicht „einen der folgenschwersten Fehlwege der Evolution" darstelle, „durch den das Prinzip des Lebendigen seiner Aufhebung entgegenstrebt". Die Reaktionen der Leser und Leserinnen reichten von Empörung bis zur Nachdenklichkeit. Mit der pessimistischen Prognose wurde sie bei Machern berüchtigt, bei Denkern berühmt. Im Hamburger Nachrichten-Magazin „Der Spiegel" hieß es, dies sei eines der Schlüsselwerke der revoltierenden Jugend gewesen. Die

„Süddeutsche Zeitung" in München dagegen meinte, kaum jemand habe den Inhalt dieses Buches verstanden, das aber schon wegen des Titels berührt habe.

In der Folgezeit waren Alexander und Margarete Mitscherlich ein Autorenpaar. Wie ein guter Journalist konnte Alexander fabelhafte Slogans erfinden. Die psychoanalytischen Passagen stammten angeblich von Margarete. „Aber sie war keine große Theoretikerin", hieß es in der „Süddeutschen Zeitung". Wirklich gut sei sie als Analytikerin im Umgang mit Klienten gewesen.

Die Bewegung der „68-er" wurde von Margarete Mitscherlich später heftig kritisiert. Hierzu erklärte sie fast vier Jahrzehnte später in einem Interview mit der deutschen Tageszeitung „Die Welt", sie hasse es, wenn Menschen alle gleicher Meinung seien. Wer bei den 68-ern dabei sein wollte, habe die Meinung vertreten müssen, dass die Väter alle Nazi-Väter seien, nichts wahrgenommen hätten und am liebsten als Krieger ihre Söhne umbringen wollten. Aber niemand habe sich die Mühe gemacht, sich einzufühlen, wie es zu Hitler gekommen sein könnte. Obwohl der Druck, der von den 68-ern ausgegangen sei, in vielem richtig gewesen sei, habe es einen Teil gegeben, der in seiner Rigorosität auch Lust am Erniedrigen gehabt hätte. Das erinnere sie zu sehr an Zwangsvorstellungen der Nazi-Zeit.

1972 folgte die Publikation „Müssen wir hassen?" aus der Feder von Margarete Mitscherlich. Darin behandelte sie ihre eigene Forschungsarbeit. Später setzte sie sich in ihrem Sammelband „Das Ende der Vorbilder" (1978) mit der Problematik der Idealisierung auseinander. Ihre Ausgangsthese lautete: „Wir alle brauchen Ideale, Vorbilder, Ziele, an denen wir uns orientieren, nach deren Verwirklichung wir

streben können. Ohne sie sind wir einem Gefühl der Leere ausgesetzt, und das lebendige Interesse an den Dingen der Welt und an unseren Mitmenschen geht verloren."

Ab den 1970-er Jahren setzte sich Margarete Mitscherlich zusammen mit der fast ein Vierteljahrhundert jüngeren deutschen Publizistin und Feministin Alice Schwarzer für Frauenrechte ein. Schwarzer gab ab 1977 die Zeitschrift „Emma" heraus. In der ersten Ausgabe erklärte Margarete Mitscherlich: „Ich bin Feministin". In einem Interview mit der Tageszeitung „Die Welt" betonte sie später, sie sei von Geburt an Feministin gewesen, in Dänemark aufgewachsen, einer alten Demokratie, wo es selbstverständlich gewesen sei, dass Frauen nicht die Sklaven der Männer zu sein hatten. Deswegen sei es für sie das Natürlichste der Welt gewesen, sich mit Vernügen dazuzugesellen, als junge Frauen aufbegehrten. Ungeachtet dessen arbeitete Margarete lieber in gemischten Teams als nur mit Frauen. Nach ihrer Ansicht neigen Frauen dazu, jede Kränkung furchtbar ernst und persönlich zu nehmen. Frauen müssten sich nicht nur gegen Männer, sondern auch gegen sich selbst durchsetzen, meinte sie. Dies hörten andere Feministinnen nicht gern.

Unter Emanzipation verstand Margarete Mitscherlich nicht nur den Feminismus und den Kampf für die Gleichberechtigung der Frau. Emanzipation bedeutete für sie die „Befreiung von Denkeinschränkungen, Vorurteilen, Ideologien". Wenn man ihr bestimmte Sitten zuweisen oder Rollen aufzwingen wollte, reagierte sie immer sehr empfindlich dagegen.

Obwohl sie sich als Feministin fühlte, legte Margarete Mitscherlich bis ins hohe Alter großen Wert auf gutes Aussehen. Sie schminkte sich sorgfältig, liebte teure

9

Cremes, obwohl ihr Ehemann meinte, „Nivea" täte es doch auch, und kleidete sich adrett.

Der attraktive, kluge und berühmte Alexander Mitscherlich blieb auch während seiner Ehe mit Margarete nicht treu. Darauf regierte sie mit rasender Eifersucht. Angeblich hätte sie ihm eine Affäre, die länger als eine Nacht dauerte, kaum verziehen. Später bedauerte sie, dass sie sich nicht von Zeit zu Zeit einen Seitensprung gegönnt habe. Statt dessen blieb sie Alexander 35 Jahre lang treu.

Nach eigenem Bekunden war Margarete Mitscherlich in einer Welt aufgewachsen, in der klar war, dass man auch Spaß an Provokationen haben könne, dass das alles nicht so ernst gemeint sei. In skandinavischen Ländern und in England sei es gang und gäbe, dass man miteinander ironisch umgehe, nur in Deutschland nicht. Die Deutschen seien seit Jahrhunderten schnell beleidigt. Über Männer sagte Margarete, jeder Mann hasse die Frauen, weil Frauen den Mann auf die Welt bringen und er ihnen deswegen ausgeliefert sei.

Als eines der erfolgreichsten Werke von Margarete Mitscherlich gilt das Buch „Die friedfertige Frau" (1985). Darin analysierte sie das Rollenverhalten von Frauen in der Politik und warf ihnen eine falsche Friedfertigkeit und eine zu große Anpassungsbereitschaft vor.

Nicht alles, was Margarete Mitscherlich schrieb, stieß in der Fachwelt auf Gegenliebe. Die Politikwissenschaftlerin Ljiljana Radonic beispielsweise warf Margarete Mitscherlich vor, in ihrem Buch „Die friedfertige Frau" stelle sie Frauen einseitig als Opfer des Nationalsozialismus dar und wende ausgerechnet jene Schuldabwehr an, die sie in ihrem Werk „Die Unfähigkeit zu trauern" ausführlich behandelt hatte. In ihrem Buch „Die friedfertige Antisemitin"

widerlegte Radonic die Thesen vom Opfer-Mythos und der friedfertigen Natur der Frau. Der Soziologe Gerhard Amendt kritisierte den fehlenden wissenschaftlichen Nachweis der Thesen von Margarete Mitscherlich. Den Erfolg ihres Buches erklärte er damit, er entspräche „dem inneren Wunsch der Frauenbewegten, dass es doch so sein möge".

Ab 1982 fungierte Margarete Mitscherlich als Herausgeberin der von ihrem Mann gegründeten Zeitschrift „Psyche", die im „Verlag Klett-Cotta", Stuttgart, erscheint. In ihrer Privatpraxis für Psychoanalyse im Frankfurter Westend behandelte sie sowohl Frauen wie Männer, die an Aufklärung über ihr Gefühlsleben, über die unbewussten Motive ihrer Verhaltensweisen, das heißt an ihrer indivuellen Emanzipation interessiert waren.

Margarete Mitscherlich gehörte der „Deutschen Psychoanalytischen Vereinigung" („DPV") und der „Internationalen Psychoanalytischen Vereinigung" an. Außerdem war sie Mitglied des „P.E.N.-Zentrums der Bundesrepublik Deutschland" sowie zeitweise des Beirates des „Hamburger Instituts für Sozialforschung".

In der „DPV" war Margarete Mitscherlich ein in jeder Hin-sicht führendes Mitglied. Wenn sie redete, tat sie dies schnell und ungewöhnlich offen. Über Dritte äußerte sie sich manchmal so schonungslos, dass nicht wenige mein-ten, dies sei an der Grenze gewesen. Ihre vorlaute und manchmal auch indiskrete Art wurde von wohlmeinenden Zeitgenossen damit erklärt, dass Margarete von ihren Eltern in einem freien Geist erzogen worden sei. Sie sei so frei gewesen, zu tun, was sie wollte. Ein Kollegin urteilte neidlos über Margarete, sei die schöne Frau der „DPV" gewesen.

Für ihre Leistungen hat Margarete Mitscherlich hohe Aus-
zeichnungen bekommen. 1982 erhielt sie die „Wilhelm-
Leuschner-Medaille", 1983 den Kulturpreis der Stadt
Flensburg, 1990 die Ehrenplakette der Stadt Frankfurt am
Main und 2001 für ihre Verdienste um das Gemeinwohl das
„Große Verdienstkreuz der Bundesrepublik Deutschland".
Ab 2004 fungierte sie als Mitglied im Kuratorium der Stif-
tung „medico international". Noch im Alter von 87 Jahren
arbeitete sie zweimal in der Woche im „Sigmund-Freud-
Institut" mit Patienten. Im November 2005 ehrte die Stadt
Frankfurt am Main sie für ihr jahrelanges frauenpolitisches
Engagement und ihren Einsatz für Gleichberechtigung mit
dem „Tony-Sender-Preis", der mit 10.000 Euro dotiert war.
Die Laudatio sprach die Publizistin Alice Schwarzer.
Mit dem Leben und Werk von Margarete Mitscherlich
haben sich auch deutsche Dokumentarfilme befasst. 1998
produzierte der „Hessische Rundfunk" den 43-minütigen
Film „Mit Streit und Seele. Die Psychoanalytikerin Margarete Mitscherlich" (Buch und Regie: Helga Dietrichs). 2005
produzierten „Bildersturm-Film", „arte" und „WDR" den
45 Minuten langen Streifen „Geistesgegenwarrt – Die
Psychoanalytikerin Margarete Mitscherlich" (Buch und
Regie: Birgit Schulz).
Bei ihrem 90. Geburtstag im Jahre 2007 erkärte Margarete
Mitscherlich, sie sei mit ihrem Leben rückblickend „ganz
zufrieden". Als man sie damals in einem Interview fragte,
ob das Alter auch Vorzüge habe, verneinte sie dies. Sie
könne nicht mehr laufen, alles gehe langsamer. Aber sie
finde sich damit ab und freue sich darüber, dass sie noch
klar im Kopf sei. Als Vorteil des Alters betrachtete sie eine
gewisse Nachsicht. Sie habe immer Lust daran empfunden,
sich Vorwürfe zu machen, und sich vor sich selbst als

besonders erbärmlich darzustellen. Es habe viele Dinge gegeben, die sie sich übel genommen habe. All diese „blödsinnigen Schuldgefühle" habe sie nun nicht mehr. Sie habe sich alle ihre Fehler verziehen, erklärte die 90-Jährige.

Das letzte Buch von Margarete Mitscherlich hieß „Die Radikalität des Alters" (2012). Einer Reporterin der „Frankfurter Allgemeinen Sonntagszeitung" verriet die 93-Jährige damals, wenn man anfange, eine unfreundliche alte Hexe zu werden, dann werde das Leben schwierig. Zu diesem Zeitpunkt war sie auf einen Rollator angewiesen, konnte wegen ihrer schlechter gewordenen Augen nicht mehr Autofahren und hörte auch nicht mehr gut. Altsein sei schwer, erzählte sie. Plötzlich sei man auf Hilfe angewiesen und auf Menschen, ohne die man immobil wäre.

Am 12. Juni 2012 starb Margarete Mitscherlich in Frankfurt am Main im Alter von 94 Jahren. Nach Auskunft ihres Sohnes Matthias schlief sie vormittags „ganz friedlich im Kreis der Familie" ein. Im Nachrichten-Magazin „Der Spiegel" hieß es, mit ihr sei eine der klügsten Denkerinnen des Nachkriegs gestorben, ein Vorbild in jeder Hinsicht.

Zitate von Margarete Mitscherlich

Dass Frauen nicht weniger aggressiv sind als Männer, ist vollkommen klar, nur die Art, wie sich die Aggression äußert, ist sehr unterschiedlich. Aber das ist letztlich doch von großer Bedeutung, wenn man die Welt ansieht.

Dummheit und Stolz wachsen auf einem Holz.

Ein bischen Angst brauchen wir, um voranzukommen. Ohne sie würden wir dick und fett und gingen unter.

Es gibt wirklich eine Radikalität des Alters, nämlich die, dass man zunehmend merkt, keine Zukunft mehr zu haben.

Empathie ist auch bei Männern eine Tugend. Die in diesem Sinne „Verweichlichung" der Männerwelt ist existentielle für unsere gemeinsame Zukunft.

Ich habe zu Geld wenig Beziehung. Die Lust, mehr Geld zu haben, als ich benötige, um das kaufen zu können, was ich brauche und liebe, diese Lust ist bei mir gleich null.

Ich halte es für sehr wichtig, sich klarzumachen, wie und in welcher Form Frauen auch Täter sind und nicht immer die ewig Unschuldigen.

Ich weiß, wie abscheulich Frauen sein können, so im täglichen Zusammenleben, keine Frage – aber Männer sind noch primitiver, die müssen noch mehr abwehren von ihren Gefühlen.

Jeder, der etwas besitzt, hat Angst vor jenen, die weniger oder nichts besitzen.

Männer müssen vor allem erkennen, dass sie Menschen sind. Dann werden sie auch andere eher als gleichwertig ansehen.

Männer sollten lernen, auch Eigenschaften zu leben, die man in der Geschichte als typisch weiblich angesehen hat.

Mein Ziel bis zum Lebensende ist – Körper hin oder her –, mir festliche Augenblicke zu verschaffen und nie zu vergessen, dass es solche Augenblicke immer wieder zu geben vermag und es von mir abhängt, ob ich es verstehe, sie zu erkennen, sie zu erschaffen und zu genießen.

Nach dem Aufwachen bleibe ich gern noch eine halbe Stunde (mindestens) im Bett. So gut wie in dieser ersten halben Stunde gelingt es mir sonst nie, interessante Gespräche mit meinem Hirn zu führen und mein Ich – befreit von der Last des Körpers – von Thema zu Thema wandern zu lassen.

Niemand kann soviel leiden wie Frauen, das ist etwas, was psycho-ökonomisch etwas einbringt.

Viele Männer haben Angst davor, dass all das, was sie zu Männern macht, nichts mehr wert sein soll.

Welche Frau will allen Ernstes alle Männer wegdrängen, um dann alles, was Männer bislang tun, selber tun zu müssen?

Wenn Sie anfangen, eine unfreundliche alte Hexe zu werden, dann wird das Leben schwierig.

Wer Schwächere nicht achtet, wer ihnen nicht zu helfen zu versucht, sondern bekämpft, merkt gar nicht, dass er damit ein Klima schafft, in dem auch er umkommen wird.

Meilensteine der Medizin

Vor mehr als 50.000 Jahren: Die früheste Operation in der Geschichte der Menschheit wurde vielleicht schon zur Zeit der so genannten späten Neandertaler vor mehr als 50.000 Jahren vorgenommen. Dabei handelt es sich möglicherweise um die Amputation eines Armes an einem Neandertaler, dessen fossile Skelettreste in Shanidar (Irak) entdeckt wurden.

Um 5500–4900 v. Chr.: Die Bauern der Linienbandkeramischen Kultur, deren Name auf der bänderartigen Verzierung ihrer Tongefäße beruht, nehmen Schädeloperationen (Trepanationen) vor. Einer der frühesten misslungenen Eingriffe ist aus dem Gräberfeld von Höhnheim-Suffelsweyersheim im Elsaß (Frankreich) bekannt.

Um 5500–4900 v. Chr.: Die früheste Einrichtung und Ruhigstellung eines gebrochenen Armes kennt man aus der Zeit der erwähnten Linienbandkeramischen Kultur. Sie erfolgte bei einem Mann aus dem Gräberfeld vom Viesenhäuser Hof bei Stuttgart-Mühlhausen, dessen linker Unterarm gebrochen war und dank medizinischer Fürsorge gut verheilt ist.

5500 bis 2000 v. Chr.: Die meisten gelungenen Schädeloperationen der Jungsteinzeit in Mitteleuropa erfolgten zur Zeit
der Trichterbecher-Kultur (vor etwa 4300 bis 3000 v. Chr.),
der Walternienburg-Bernburger Kultur (vor etwa 3200 bis
2800 v. Chr.) und der Schnurkeramischen Kultur (vor etwa
2800 bis 2400 v. Chr.). Die von Medizinmännern der
Walternienburg-Bernburger Kultur vorgenommenen Schädeloperationen sind – nach den Funden mit verheilten
Wundrändern zu schließen – etwa zu 90 Prozent gelun-
gen.

4300–3000 v. Chr.: Als die ältesten Medizinfläschchen
gelten die aus Ton modellierten Kragenflaschen der
Trichterbecher-Kultur in Norddeutschland. Ein solches
kleines kugeliges Gefäß mit engem Hals aus Gellenerdeich
bei Oldenburg (Niedersachsen) hatte Schwefel enthalten,
der im Altertum als Medizin gegen mancherlei Krankheiten
diente.

Um 2100–2000 v. Chr.: Die ersten Rezepte werden in
sumerische Tontäfelchen eingeritzt.

Nach 800 v. Chr.: Der älteste Fund eines Verbandes stammt
aus der älteren Vorrömischen Eisenzeit, die in Mitteleuropa
nach einem österreichischen Fundort als Hallstatt-Zeit
bezeichnet wird. Mit diesem Verband war der nach einer
Verletzung vereiterte Arm eines Menschen umhüllt gewesen, dessen Skelettreste in der Schachthöhle bei Rückers-
dorf unweit von Nürnberg (Bayern) geborgen wurden.

Zwischen dem 8. und 4. Jahrhundert v. Chr.: Die Etrusker in
Italien befestigen künstliche Goldzähne an den benachbar-

ten stabilen Zähnen. Das beweisen Funde aus Gräbern jener Zeit.

Nach 330 v. Chr.: Griechische Ärzte verfassen den „hippokratischen Eid als ethischen Codex.

Vor 1300 n. Chr.: In Italien werden die ersten Augengläser zum Lesen verwendet.

1316: Das erste Lehrbuch der Anatomie erscheint. Verfasser ist der Mediziner Mondino dei Liucci aus Bologna in Italien, der zuvor zwei weibliche Leichen seziert hat.

1345: Die erste Apotheke, in der Arznei verkauft wird, wird in London eröffnet.

1456: In Mainz wird mit den Typen der 36-zeiligen Gutenberg-Bibel das erste medizinische Werk gedruckt. Es handelt sich um einen Aderlass- und Laxierkalender.

1726: Der englische Naturforscher und Geistliche Stephen Hales (1677–1761) misst an einer lebenden Stute zum ersten Mal exakt den Blutdruck eines Tieres.

1754: An der Universität Halle (Saale) promoviert die Arzttochter Dorothea Christiane Erxleben (1715–1762), geb. Leporin, als erste Frau in Deutschland zum „Doktor der Medizin".

1804: Der deutsche Apotheker Friedrich Wilhelm Sertürner (1783–1841) entdeckt das Morphium.

1811: Der aus Schottland stammende Anatom Charles Bell (1774–1842) entdeckt, wie das Nervensystem funktioniert.

1838: Der deutsche Arzt und Chirurg Jacob von Heine (1800–1879) beschreibt auf der Versammlung der deutschen Naturforscher und Ärzte in Freiburg/Breisgau die spinale Kinderlähmung.

1846: Der amerikanische Zahnarzt William Morton (1819–1868) führt bei einer Operation in Boston (Massachusetts) die Anästhesie eines Patienten durch.

1846: Der französische Chirurg und Gynäkologe Joseph Claude Anthèlme Récamier (1774–1852) führt die „Curette" als chirurgisches Instrument zur Ausschabung der Gebärmutter ein.

1851: Der deutsche Physiker und Physiologe Hermann Helmholtz (1821–1894) erfindet den Augenspiegel, mit dem man erstmals die Netzhaut im Augenhintergrund untersuchen kann.

1855: Der Arzt Guillaume Benjamin Armand Duchenne de Boulogne (1806–1875) heilt Nervenkranke mit elektrischem Strom.

1865: Der österreichische Augustinermönch und Botaniker Gregor Mendel (1822–1884) entdeckt die Gesetzmäßigkeiten der Vererbung.

1867: Die Russin Nadeshda Suslowa promoviert als erste Frau an der Universität Zürich zum „Doktor der Medizin".

1871: Der amerikanische Zahnarzt James Beall Morrison (1829–1917) erfindet die Tretbohrmaschine mit bis zu 2.000 Umdrehungen pro Minute.

1873: Der norwegische Arzt Armauer Hansen (1841–1912) entdeckt den Erreger der Lepra.

1874: Marie Heim-Vögtlin (1845–1916) wird erste schweizerische Ärztin.

1882: Der deutsche Bakteriologe Robert Koch (1843–1910) entdeckt den Tuberkelbazillus.

1886: Der deutsche katholische Pfarrer und Naturheilkundige Sebastian Kneipp (1821–1897) veröffentlicht sein Buch „Meine Wasserkur" (bis 1894 bereits 50 Auflagen).

1895: Der deutsche Physiker Wilhelm Conrad Röntgen (1845–1923) entdeckt die Röntgenstahlen.

1899: Der deutsche Bundesrat beschließt am 20. April 1899, Frauen zum Medizinstudium und zu den Prüfungen zuzulassen.

1901: Der österreichische Pathologe und Bakteriologe Karl Landsteiner (1868–1943) entdeckt die Blutgruppen.

1901: Ida Democh legt am 31. März 1901 als erste deutsche Frau in Halle/Saale ein medizinisches Staatsexamen ab.

1902: Die ersten Mischnarkosegeräte für Äther, Chloroform und Sauerstoff kommen zum Einsatz.

1902: Dem niederländischen Physiologe Willem Einthoven (1860–1927) glückt das erste Elektrokardiogramm (EKG).

1903: Das von dem berühmten deutschen Chirurgen Ferdinand Sauerbruch (1875–1951) entwickelte Unterdruckverfahren erlaubt Lungen-Operatio-nen.

1905: Der deutsche Zoologe Fritz Schaudinn (1871–1906) und der deutsche Dermatologe Erich Hoffmann (1868–1959) entdecken den Erreger der Syphilis.

1906: Dem deutschen Zoologen Karl Eduard Zirm (1863–1944) gelingt die erste erfolgreiche Hornhautübertragung.

1906: Der Frankfurter Serologe und Pharmakologe Paul Ehrlich (1854–1915) und der japanische Bakteriologe Sahatschiro Hata (1873–1938) entwickeln „Salvarsan" zur Behandlung von Syphilis.

1910: Die Internisten Georg Kelling (1886–1945) aus Dresden und Hans Christian Jacobeus (1879–1937) aus Stockholm führen die ersten Bauchspiegelungen (Laparoskopien) beim Menschen durch.

1910: Der New Yorker Internist Max Einhorn ernährt zum ersten Mal einen Patienten mit Hilfe einer Magensonde.

1913: Der deutsche Bakteriologe Emil von Behring (1854–1917) nimmt die erste Diphterie-Impfung vor.

1913: Der aus Polen stammende Biochemiker Casimir Funk (1884–1967) entdeckt die Vitamine.

1916: Ferdinand Sauerbruch entwickelt künstliche Gliedmaßen wie den so genannten „Sauerbruch-Arm".

1918: Dr. med. Adele Hartmann (1881–1937) darf sich als erste deutsche Frau in München für das Fach Anatomie habilitieren.

1921: Frederik Grant Banting (1891–1941) und Charles Herbert Best (1899–1978) isolieren das Insulin. Die Diabetesforschung beginnt.

1924: Der Internist Georg Haas (1886–1971) nimmt in Gießen mit einer „künstlichen Niere" die erste „Blutwäsche" (Hämodialyse) vor.

1928: Der britische Bakteriologe Alexander Fleming (1881–1955) entdeckt die Wirkung von Penicillin.

1929: Der deutsche Psychiater und Neurophysiologe Hans Berger (1873–1941) schreibt das erste Elektro-Enzephalogramm (EEG) bei Epilepsie.

1929: Der deutsche Chirurg und Urologe Werner Forßmann (1904–1979) führt als erster eine Herzkatheterisierung im Selbstversuch durch.

1929: Die Biochemiker Maurice H. Friedmann und Maxwell E. Lapham (1899–1983) entwickeln eine Labormethode, um Frühschwangerschaften zu diagnostizieren.

1931: Der deutsche Chirurg Rudolph Nissen (1896–1981) entfernt zum ersten Mal operativ einen Lungenflügel.

1931: Der deutsche Physiker Ernst Ruska (1906–1988) entwickelt in Berlin das Elektronenmikroskop.

1932: Der deutsche Chirurg Rudolf Schindler (1888–1968) entwickelt einen Magenspiegel (Gastroskop).

1937: Die italienischen Ärzte Ugo Cerletti (1877–1963) und Lucio Bini (1908–1964) führen die Elektrokrampftherapie als neue Behandlungsmethode ein.

1939: Der Berliner Kinderarzt Georg Bessau (geboren 1884) führt die vorbeugende Behandlung der Rachitis mit „Vitamin D" bei Säuglingen ein.

1940: Der österreichisch-amerikanische Hämatologe Karl Landsteiner (1868–1943) und sein amerikanischer Kollege Alexander Solomon Wiener (1907–1976) entdecken den Rhesus-Faktor.

1940: Der australische Arzt Norman McAlister Gregg (1892–1966) erkennt den Zusammenhang zwischen bestimmten Missbildungen und der Rötelnerkrankung Schwangerer.

1943: Der niederländische Arzt Willem Johan Kolff (geboren 1911) führt in Holland Versuche der Blutwäsche (Hämodialyse) durch.

1944: Der amerikanische Herzchirurg Alfred Blalock (1899–1964) nimmt in Baltimore (Maryland) zum ersten Mal erfolgreich eine Operation bei einem Kind mit angeborenem Herzfehler vor.

1946: Der amerikanische Virologe John Franklin Enders (1897–1985) entwickelt zusammen mit einer Arbeitsgruppe eine Schutzimpfung gegen Mumps.

1948: Dem amerikanischen Kinderarzt Sidney Farber gelingen erste Teilerfolge bei der Bekämpfung der Leukämie.

1950: Der amerikanische Chirurg Richard H. Lawler nimmt in Chicago die erste Nierentransplantation vor.

1953: Der amerikanische Herzchirurg John Heysham Gibbon (1903–1973) setzt die Herz-Lungen-Maschine bei der Operation am offenen Herzen ein.

1953: Die erste Nierentransplantation von einem lebenden Organspender wird in Paris unter Leitung des französischen Chirurgen Jean Hamburger durchgeführt. Der 16-jährige Marius Renard erhält eine Niere seiner Mutter, die jedoch abgestoßen wird. Marius stirbt am 27. Januar 1954.

1954: Dem amerikanischen Bakteriologen Jonas Salk und seinem Landsmann, dem Kinderarzt und Virologen Albert Bruce Sabin, glückt die Herstellung von Impfstoffen gegen spinale Kinderlähmung (Poliomyelitis).

1958: Der schwedische Herzchirurg Åke Senning implantiert in Stockholm den ersten Herzschrittmacher.

1962: Der deutsche Kinderarzt Widukind Lenz erkennt Thalidomid (Contergan) als Ursache schwerer Missbildungen bei Neugeborenen.

1967: Der südafrikanische Chirurg Christiaan Barnard (1922–2001) nimmt am 3. Dezember im Groote-Shuure-Hospital in Kapstadt (Südafrika) die erste Herztransplantation vor. Das Herz der bei einem Verkehrsunfall ums Leben gekommenen Denise Darvall wird dem 54-jährigen Lebensmittelhändler Louis Washkansky eingesetzt. Der Eingriff gelingt, doch der Patient stirbt 18 Tage später an einer Infektion.

1968: Dem amerikanischen Hämatologen Edward Donnall Thomas glückt die erste Knochenmarkstransplantation. Dafür erhält er 1990 den „Nobelpreis für Physiologie und Medizin".

1976: Der britische Elektroingenieur Godfrey Newbold Hounsfield entwickelt die erste Computertomographie.

1978: In Oldham (England) wird das erste durch Befruchtung außerhalb des Körpers entstandene „Retorten-Baby" geboren.

1981: Die Immunschwäche AIDS wird in Kalifornien als neue Seuche erkannt.

1983: Die Kernspintomographie wird klinisch eingeführt.

LITERATUR

AMENDT, Gerhard: Frauenbewegung und Antisemitismus: Die Mitschuld der Frauen an der NS-Zeit, Das jüdische Echo, Vol. 57, S. 110-117, Wien 2008

AUGSTEIN, Franzisika: Zum Tod von Margarete Mitscherlich. Die große Frau der Psychoanalyse, Süddeutsche Zeitung, München, 13. Juni 2012

BREDE, Karola: Befreiung zum Widerstand. Aufsätze über Feminismus, Psychoanalyse und Politik. Margarete Mitscherlich zum 70. Geburtstag, Frankfurt am Main 1987

CASSIER, Philip: Margarete Mitscherlich. „Deutsche sind immer schnell beleidigt", Die Welt, Berlin, 16. Juli 2007

FEDDERSEN, Jan: Zum Tode von Margaret Mitscherlich-Nielsen. Mit Freud gegen das Vergessen, Spiegel-Online, Hamburg, 13. Juni 2012

KAUBE, Jürgen: Der diskrete Charme der Psychoanalyse, Frankfurter Allgemeine Zeitung, Frankfurt am Main, 12. Juni 2012

LENZ, Ilse: Die Neue Frauenbewegung in Deutschland. Abschied vom kleinen Unterschied, Wiesbaden 2008

MITSCHERLICH, Alexander / MITSCHERLICH, Margarete: Die Unfähigkeit zu trauern. Grundlagen kollektiven Verhaltens, München 1967

MITSCHERLICH, Alexander / MITSCHERLICH, Margarete: Die Idee des Friedens und die menschliche Aggressivität, Frankfurt am Main 1969

MITSCHERLICH, Alexander / MITSCHERLICH, Margarete: Eine deutsche Art zu lieben, München 1970

MITSCHERLICH, Margarete: Müssen wir hassen, München 1972

MITSCHERLICH, Margarete: Die friedfertige Frau, Frankfurt am Main 1985

MITSCHERLICH, Margarete: Die Zukunft ist weiblich, Zürich 1987

MITSCHERLICH, Margarete: Erinnerungsarbeit, Frankfurt am Main 1987

MITSCHERLICH, Margarete: Über die Mühlsal der Emanzipation, Frankfurt am Main 1990

MITSCHERLICH, Margarete: BURMEISTER, Brigitte: Wir haben ein Berührungstabu, Hamburg 1991

MITSCHERLICH, Margarete: Autobiografie und Lebenswerk einer Psychoanalytikerin, Wien 2006

MITSCHERLICH, Margarete: Die Radikalität des Alters. Einsichten einer Psychoyanalytikerin, Frnakfurt am Main 2010

MITSCHERLICH, Margarete: Eine Liebe zu sich selbst, die glücklich macht, Frankfurt am Main 2013

PRIEGER, Lena / DAS GUPTA, Oliver: Margarete Mitscherlich im Interview: Ohne Angst würden wir fett, Süddeutsche Zeitung, München, 13. Juni 2012

PROBST, Ernst: Deutschland in der Steinzeit, München 1996

PROBST, Ernst: Superfrauen 5 – Wissenschaft, Mainz-Kostheim 2001

PROBST, Ernst: Superfrauen 6 – Medizin, Mainz-Kostheim 2001

RADONIC, Ljiljana: Die friedfertige Antisemitin? Kritische Theorie über Geschlechterverhältnis und Antisemitismus, Frankfurt am Main 2004

REINECKE, Irene / REHN, Renate: Schonungslose Tie-

fenbohrung. Zum 75. Geburtstag der Psychoanalytikerin Margarete Mitscherlich-Nielsen, Mannheimer Morgen, 17. Juli 1992, Mannheim

SCHÖNBORN, Felizitas von: Margarete Mitscherlich. Zwischen Psychoanalyww und Frauenbewegung. Ein Porträt, Frankfurt am Main 1997

SCHÖNFELD, Gerda-Marie: Margarete Mitscherlich. „Ich habe mir verziehen", Stern, Hamburg, 17. Juli 2007

TSAINIS, Kathrin / HELD, Monika / MITSCHERLICH, Margarete: Eine unbeugsame Frau. Im Gespräch mit Kathrin Tsainis und Monika Held, München 2007

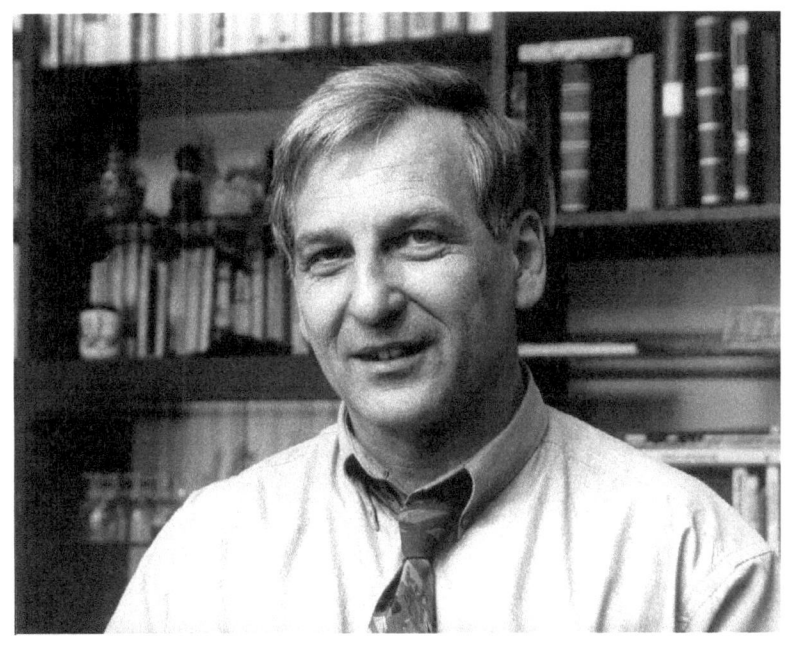

Autor Ernst Probst,
Foto: Klaus Benz, Fotograf, Mainz-Laubenheim

DER AUTOR

Ernst Probst, geboren am 20. Januar 1946 in Neunburg vorm Wald im bayerischen Regierungsbezirk Oberpfalz, ist Journalist und Wissenschaftsautor. Er arbeitete von 1968 bis 1971 als Redakteur bei den „Nürnberger Nachrichten", von 1971 bis 1973 in der Zentralredaktion des „Ring Nordbayerischer Tageszeitungen" in Bayreuth und von 1973 bis 2001 bei der „Allgemeinen Zeitung", Mainz. In seiner Freizeit schrieb er Artikel für die „Frankfurter Allgemeine Zeitung", „Süddeutsche Zeitung", „Die Welt", „Frankfurter Rundschau", „Neue Zürcher Zeitung", „Tages-Anzeiger", Zürich, „Salzburger Nachrichten", „Die Zeit", „Rheinischer Merkur", „Deutsches Allgemeines Sonntagsblatt", „bild der wissenschaft", „kosmos", „Deutsche Presse-Agentur" (dpa), „Associated Press" (AP) und den „Deutschen Forschungsdienst" (df). Aus seiner Feder stammen die Bücher „Deutschland in der Urzeit" (1986), „Deutschland in der Steinzeit" (1991), „Rekorde der Urzeit" (1992), „Dinosaurier in Deutschland" (1993 zusammen mit Raymund Windolf) und „Deutschland in der Bronzezeit" (1996). Ab 2000 verfasste er eine 14-bändige Taschenbuchreihe über berühmte Frauen. Von 1986 bis heute veröffentlichte er mehr als 200 Bücher, Taschenbücher, Broschüren und E-Books. Eine seiner Spezialitäten sind Biografien über berühmte Frauen.

Bücher von Ernst Probst

Superfrauen 1 – Geschichte
Superfrauen 2 – Religion
Superfrauen 3 – Politik
Superfrauen 4 –Wirtschaft und Verkehr
Superfrauen 5 – Wissenschaft
Superfrauen 6 – Medizin
Superfrauen 7 – Film und Theater
Superfrauen 8 – Literatur
Superfrauen 9 – Malerei und Fotografie
Superfrauen 10 – Musik und Tanz
Superfrauen 11 – Feminismus und Familie
Superfrauen 12 – Sport
Superfrauen 13 – Mode und Kosmetik
Superfrauen 14 – Medien und Astrologie
Superfrauen aus dem Wilden Westen

Königinnen der Lüfte in Deutschland
Königinnen der Lüfte in Frankreich
Königinnen der Lüfte in England, Australien
und Neuseeland
Königinnen der Lüfte in Europa
Königinnen der Lüfte in Amerika
Königinnen der Lüfte von A bis Z
Frauen im Weltall
Drei Königinnen der Lüfte in Bayern (zusammen
mit Josef Eimannsberger)

Christl-Marie Schultes. Die erste Fliegerin in Bayern
Sturzflüge für Deutschland. Kurzbiografie der Testpilotin
Melitta Schenk Gräfin von Stauffenberg (zusammen
mit Heiko Peter Melle)
Tony und Bruno Werntgen. Zwei Leben für die Luftfahrt
(zusammen mit Paul Wirtz)

Julchen Blasius. Die Räuberbraut des Schinderhannes
Cortes und Malinche. Der spanische Eroberer
und seine indianische Geliebte
Der Schwarze Peter. Ein Räuber im Hunsrück
und Odenwald
Hildegard von Bingen. Die deutsche Prophetin
Johann Jakob Kaup. Der große Naturforscher
aus Darmstadt
Königinnen des Films 1. Von Lucille Ball
bis zu Sophia Loren
Königinnen des Films 2. Von Anna Magnani
bis zu Mae West
Königinnen des Films in Italien. Anna Magnani –
Giulietta Masina – Gina Lollobrigida – Sophia Loren
Königinnen des Tanzes
Königinnen des Theaters
Machbuba. Die Sklavin und der Fürst
Malende Superfrauen. Sofonisba Anguissola –
Frida Kahlo – Angelika Kauffmann – Paula Modersohn-
Becker – Séraphine Louis – Marianne von Werefkin
Pocahontas. Die Indianer-Prinzessin aus Virginia
Pompadour und Dubarry. Die Mätressen von Louis XV.
Maria Stuart. Schottlands tragische Königin
Elisabeth I. Tudor. Die jungfräuliche Königin
Zenobia.Eine Frau kämpft gegen die Römer

33

Veronica Carstens. Die Förderin der Naturheilkunde
Dorothea Erxleben. Die erste deutsche Ärztin
Geneviève de Galard Terraube. Der „Engel
von Dien Bien Phu"
Margarete Mitscherlich. Deutschlands renommierteste
Psychoanalytikerin
Elisabeth Kübler-Ross. Die berühmteste Sterbeforscherin
der Welt

Meine Worte sind wie die Sterne. Die Entstehung der Rede
des Häuptlings Seattle (zusammen mit Sonja Probst)
Der Ball ist ein Sauhund. Weisheiten und Torheiten
über Fußball (zusammen mit Doris Probst)
Worte sind wie Waffen. Weisheiten und Torheiten
über die Medien (zusammen mit Doris Probst)
Schweigen ist nicht immer Gold. Zitate von A bis Z
Weisheiten der Indianer

Bestellungen bei: http://www.grin.com